L'HOMŒOPATHIE

VULGARISÉE.

Par le Docteur J. FABREGUETTES

DE NIMES

Prix : 50 centimes

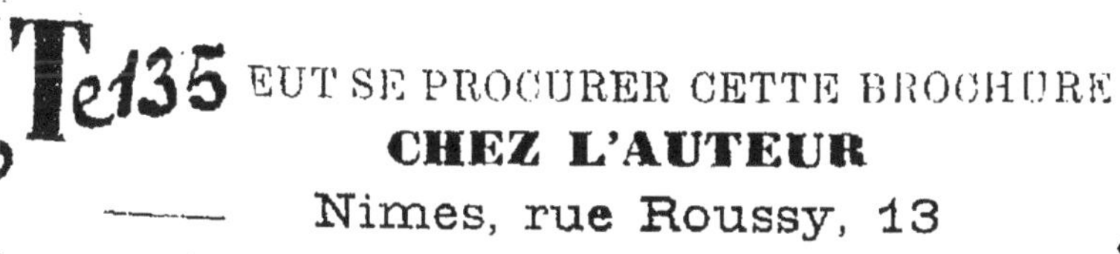

L'HOMŒOPATHIE

VULGARISÉE.

Par le Docteur J. FABREGUETTES

DE NIMES

Prix: 50 centimes

Je considère l'opposition que l'on fait à l'homœopathie
comme la plus grande iniquité de notre époque.

.... Cette opposition........ est aussi anti-scien-
tifique qu'anti-libérale ; elle conclut fatalement à l'abais-
sement de la profession.

.... Je ne sais quel ministre initiateur et libéral........ Je ne sais quel Grand-Maître de l'Univer-
sité donnera la liberté à la réforme Hahnemanniène
par la pratique des hôpitaux et l'enseignement officiel,
pour lui permettre de lutter avantageusement contre le
nihilisme et le scepticisme de la thérapeutique actuelle ;
mais le jour où luira pour la science cette liberté si
simple et si élémentaire, ce grand ministre aura bien
mérité de la patrie.

IMBERT GOURBEYRE,
Professeur de matière médicale à l'Ecole de médecine
de Clermont-Ferrand. — *Lectures publiques.*

AVANT-PROPOS

Un certain nombre de mes nouveaux clients et amis, à Nimes, dévoués à l'homœopathie, à laquelle ils sont redevables de leur santé et de celle de leur famille, convaincus que la doctrine qui leur est chère est méconnue de beaucoup de personnes, parce qu'elles sont privées de moyens d'instruction sur ce sujet, m'engagent, depuis quelque temps, à publier un exposé de la méthode et de ses moyens d'action.

De nombreux travaux sur cette science, sortis de la plume de plusieurs de mes éminents confrères, me paraissant répondre amplement aux désiderata qui m'ont été exprimés, j'ai hésité longtemps à leur donner satisfaction.

Après mûres réflexions, cependant, j'ai pris la résolution d'entreprendre ce travail, par ces motifs que la plupart des ouvrages sus-mentionnés sont trop étendus, écrits surtout pour éclairer nos confrères allopathes, et que, par suite, ils ne peuvent convenir au commun des lecteurs.

C'est d'ailleurs, à mes yeux, remplir un devoir d'humanité que de vulgariser une méthode thérapeutique ayant pour résultat de guérir plus souvent, mieux, plus promptement, par une voie plus sûre et par des moyens moins douloureux que ceux de l'ancienne médecine.

C'est donc uniquement pour le public non médical que je publie cet opuscule, sans autre prétention que d'exposer, d'une manière claire et succinte, la thérapeutique homœopathique et ses procédés.

Je m'attacherai ensuite à combattre les préjugés inconscients ou calculés qui ont cours contre l'homœopathie.

Je serai largement et amplement récompensé, si je parviens à faire apprécier les bienfaits de l'homœopathie à un grand nombre de lecteurs, qui ignorent son importance et les services immenses qu'elle peut leur rendre dans toutes les maladies.

I

Les diverses branches dont se compose l'étude
de la Médecine, Anatomie, Physiologie et Pathologie sont communes à tous les médecins, à quelque catégorie qu'ils appartiennent.

C'est uniquement sur le terrain de la thérapeutique, comprenant l'ensemble des moyens de guérir,
la moins connue des connaissances médicales
avant Hahnemann, et cependant la plus utile et la
seule dont se préoccupent, à bon droit, les malades
et leurs familles, que commence ou pour parler
plus exactement que s'établit, entre les deux écoles
rivales qui divisent à notre époque le corps médical, la séparation de l'allopathie et de l'homœopathie, l'ancienne et la nouvelle thérapeutiques.

Bien qu'entrevue dans son principe général, dès
les origines de la médecine, par Hippocrate et par
d'autres illustres médecins, l'homœopathie est
cependant une science assez récente, puisque son
fondateur, Samuël Hahnemann, un des hommes les
plus érudits et certainement le plus grand génie
médical de notre siècle, né en 1755, est mort à
Paris, le 2 juillet 1843.

Bouleversant toutes les idées reçues en thérapeutique, inaugurant une méthode de traitement
inconnue jusqu'à lui, la doctrine du célèbre réfor-
mateur a subi le sort commun à toutes les grandes
découvertes ; elle a déchaîné contre elle les colères
les plus violentes et les passions les plus haineuses

de l'école officielle, dont elle troublait les intérêts et menaçait les positions acquises.

Hahnemann lui-même a manqué payer de sa vie l'audace de publier sa doctrine. Son client, le duc d'Anhalt-Kœthen, lui ayant donné asile dans sa principauté, les médecins excitèrent contre lui la populace, qui se précipita avec fureur contre son domicile et brisa ses vitres à coups de pierre.

En France, aussi intolérante qu'à l'époque, où elle réclamait des parlements des pénalités sévères contre l'usage de l'antimoine, la vieille médecine s'est efforcée d'etouffer sa jeune sœur au berceau, par la persécution, la diffamation et la calomnie.

Mais,, calme et fière comme toute vérité, sûre de sa puissance et de sa valeur, l'homœopathie ne s'est pas laissé détourner de sa voie ; inébranlable dans sa doctrine, elle a vu son domaine s'agrandir par la conquète de nombreux et nouveaux adeptes. Ses progrès s'accentueront jusqu'au jour où, entraînant dans son orbite le corps médical tout entier, elle constituera la seule et unique thérapeutique, pour l'honneur de la science et le bonheur de l'humanité.

II

Thérapeutique homœopathique

Hahnemann, ayant perdu toute confiance dans l'ancienne médecine, à cause de ses incertitudes, abandonna la pratique de son art et consacra de longues années à la méditation et à l'étude pour sortir du chaos médical qui jetait le trouble, la confusion et le découragement dans son esprit.

L'éminent observateur remarqua d'abord que les médicaments employés n'agissaient pas toujours dans le sens indiqué par ceux qui les prescrivaient.

Le premier médicament, sur lequel ses travaux l'amenèrent à appliquer son attention, fut le quinquina, un des rares spécifiques de l'ancienne école.

En plein état de santé, Hahnemann absorba pendant quelque temps, chaque matin, une certaine dose de cette substance. Cette expérience occasionna chez lui des accès de fièvre intermittente, *résultat surprenant*, puisque le quinquina était le remède par excellence de ces fièvres.

Voyant luire dans cette observation les fondements d'une nouvelle doctrine, Hahnemann étudia sur lui-même, et sur un certain nombre de disciples, diverses substances déjà usitées par les médecins.

Le résultat resta invariable. Le médicament provoqua toujours, sur l'homme valide, des symptômes analogues à ceux de la maladie, pour laquelle on avait, sans savoir pourquoi, l'habitude de l'employer.

La méthode était trouvée : pour guérir sûrement un symptôme ou un groupe de symptômes. autrement dit la maladie, il fallait employer, pour la combattre. la substance qui provoquait les mêmes troubles sur l'homme bien portant.

C'est ce qu'Hahnemann a appelé, avec raison, guérir le semblable par le semblable, *similia similibus curantur*.

C'était là une règle fixe, invariable, un phare lumineux et sûr, autour duquel tous les médecins pouvaient se rallier sans crainte d'erreur.

Soumettant sa méthode au contrôle de l'expérience au lit du malade, l'observation confirma les espérances du savant expérimentateur. Chaque fois que les symptômes d'une maladie répondaient à l'ensemble de ceux occasionnés par un médicament, l'emploi de ce dernier amenait la guérison.

Hahnemann avait donc établi, par une double expérimentation en santé et en maladie, la loi fondamentale de l'homœopathie, *la loi des semblables*.

III

Des Doses en Médecine

Hahnemann pratiqua d'abord l'homœopathie avec les doses de l'ancienne médecine.

Après un certain temps de pratique, il remarqua que ces doses étaient trop fortes, que souvent elles dépassaient le but, et que, même dans les cas où la guérison suivait leur emploi, le malade éprouvait des malaises, des troubles qui étaient l'effet direct et nuisible du remède.

Il devint donc évident pour lui qu'on devait

obtenir la guérison plus simplement et avec moins de danger, en diminuant la quantité du médicament.

A priori, certes, Hahnemann ne pouvait prévoir le chemin qu'il allait parcourir, dans cette seconde phase de ses expérimentations, et les immenses et féconds résultats qui devaient en découler pour le bonheur de ses semblables.

En effet, d'observations en observations, de diminutions en diminutions de quantité, il en arriva à l'emploi de doses si minimes, que les instruments les plus parfaits et les plus précis de la physique, les procédés les plus délicats de la chimie, ne pouvaient plus retrouver le médicament employé dans les véhicules qui l'enveloppaient.

Cependant c'était un fait certain, positif ; bien qu'inexpliquée, la solution du problème était constante ; ces doses minimes provoquaient la guérison.

Hahnemann, par cette découverte, avait ouvert une voie nouvelle à la thérapeutique. Aux causes principales et insaisissables de nos maladies, miasmes, venins, virus, etc., il était inutile et même dangereux d'opposer des quantités considérables de médicaments. A ces principes morbides si subtils, si infinitésimaux, qu'on n'a jamais pu démontrer leur existence, il suffisait d'opposer des médicaments proportionnés, c'est-à-dire infinitésimaux comme eux.

IV

Mode d'emploi des médicaments homœopathiques

Les principes étant établis, Hahnemann devait songer au mode d'emploi des médicaments homœo-pathiques.

Au point de vue pharmaceutique, il a divisé ses médicaments en :

1° *Triturations*. — Ce sont des mélanges avec du sucre de lait, de métaux et de substances inso-lubles, ou de celles qu'on ne veut employer qu'à l'état solide. On obtient ainsi des premières, deuxièmes et troisièmes triturations. On pourrait les multiplier à l'infini, mais généralement on s'arrête à la troisième ;

2° *Teintures-mères*. — Ce sont des mélanges dans l'alcool de végétaux frais ou secs ou d'autres substances solubles ;

3° *Dilutions*. — Ce sont des divisions successives dans l'alcool, de triturations à partir de la quatrième ou de teintures-mères. On obtient ainsi des premières, deuxièmes, troisièmes, etc., dilu-tions, jusqu'à la trentième, à laquelle Hahnemann s'est arrêté.

On a poussé ces dilutions beaucoup plus loin ; en France, on emploie quelquefois avec succès les centièmes et deux centièmes.

Hahnemann a adopté pour ces triturations et ces dilutions la division centésimale, de telle sorte que chaque trituration ou dilution qui suit est matériellement cent fois plus faible que la précédente.

C'est pour ce motif que ces préparations ont aussi été appelées des atténuations.

Au point de vue pratique, nous employons les médicaments sous forme de poudres ou triturations, de potions ou de globules, qui ne sont autre chose que des dragées très-petites, imbibées de dilutions.

V

Puissance des médicaments homœopathiques

Pour la clarté et la simplicité de l'exposition, nous avons dit ci-dessus que nos triturations et nos dilutions sont des mélanges de médicaments avec du sucre de lait ou de l'alcool.

Nous devons ajouter maintenant que ce ne sont pas de simples mélanges.

Nos triturations sont préparées au moyen de broiements prolongés dans un mortier, et nos dilutions sont faites à l'aide de secousses dans un flacon de verre. Il en résulte que plus nos préparations sont éloignées de la première, plus les broiements et les secousses ont été répétés et multipliés.

Hahnemann a admis que ces manipulations impriment au médicament une puissance, une force spéciale dont elle accroît considérablement les effets.

Cette force est appelée dynamisme.

C'est ce qui a fait donner aussi à nos médicaments le nom de dynamisations.

Nos lecteurs connaissent maintenant tout ce qui concerne l'homœopathie, dans ses principes et ses modes d'emploi.

Avant de terminer ce chapitre, en ce qui concerne nos moyens pratiques, nous devons dire que nous, homœopathes, nous repoussons les saignées, les sangsues, les irritants cutanés de toutes sortes (sinapismes, vésicatoires, emplâtres, etc.), les cautères, moxas, sétons, les cautérisations au fer rouge et tous les moyens similaires.

Nous ne prétendons pas que ces topiques ne rendent aucun service aux allopathes qui, n'ayant aucun moyen pour les remplacer, seraient souvent désarmés sans leur emploi.

Mais nous soutenons que nous avons des remèdes plus doux pour remplir les indications de ces procédés violents et perturbateurs, que nous considérons comme de véritables tortures, qu'on devrait éviter aux malades, dont on augmente ainsi les souffrances ; on devrait surtout en dispenser les incurables, auxquels ils ne donnent pas même un instant de soulagement.

Nous allons nous efforcer, dans les chapitres suivants, de faire comprendre à nos lecteurs l'importance de l'homœopathie au point de vue pratique, et de répondre aux objections qu'on lui a opposées pour entraver sa marche et retarder ses progrès.

VI

Loi des semblables

C'est la base fondamentale de l'homœopathie. A la rigueur, elle la constitue toute seule et peut se passer de la question des doses infinitésimales, car il existe des homœopathes qui emploient presque toujours des doses assez basses et d'autres qui préfèrent les dilutions moyennes ou élevées. C'est là une question d'habitude, car elles agissent également bien. Généralement, nous les employons toutes, suivant les cas.

On fait de l'homœopathie toutes les fois que, volontairement ou non, on traite une maladie par un médicament qui peut produire des symptômes identiques sur un homme en santé, quelle que soit la dose employée.

C'est ainsi que peuvent s'expliquer les succès de certains traitements allopathiques, dont le médecin qui les emploie né peut comprendre le mode d'action. En voici quelques exemples :

Les allopathes emploient le quinquina, depuis le XVIIe siècle, contre la fièvre intermittente, sans se douter que ce médicament la provoque en état de santé.

Nos confrères guérissent, comme nous, un grand nombre d'affections cutanées par l'arsenic; mais ils ignorent que ces guérisons ont lieu, parce que cette substance, absorbée par un sujet bien portant, occasionne des éruptions de même nature.

Je pourrais multiplier ces exemples sans profit pour le lecteur. Ce qu'il faut en retenir, c'est que nos confrères font souvent de l'homœopathie, sans s'en douter, avec des doses trop fortes.

Ils n'ont, pour les guider dans l'usage de ces remèdes, aucun principe, tandis que, dans tous ces cas, nous marchons d'un pas assuré dans la voie que nous trace notre loi des semblables.

VII

Doses infinitésimales

C'est le point faible, *en apparence*, de l'homœopathie, celui dont se sont servis les maîtres en allopathie pour ridiculiser notre doctrine et faire accepter leurs sarcasmes par le public.

On a dit que nos globules ne renferment aucune espèce de médicament et que nos potions ne sont que de l'eau ; que nos remèdes sont inertes ; que ces mêmes remèdes sont des poisons ; qu'ils n'agissent que sur l'imagination ; enfin que nos cures sont dues, non à nos médicaments, mais au régime sévère que nous imposons à nos malades.

Nous allons démontrer que ces affirmations malveillantes sont aussi erronées les unes que les autres :

1° *Nos doses infinitésimales renferment-elles la substance médicamenteuse ?*

Nous pouvons, sans crainte d'erreur, répondre qu'elle y est contenue ; à moins, comme dit le psalmiste, d'avoir des yeux pour ne point voir et des oreilles pour ne pas entendre, les preuves abondent en faveur de l'affirmative.

Les livres de physique affirment que la matière est divisible à l'infini.

Un aimant peut aimanter des fragments de fer à l'infini sans rien perdre de son poids. On est cependant obligé d'admettre qu'il leur a cédé quelque chose.

Un grain de musc, posé sur une balance, dégage, pendant de longues années, une quantité innombrable de molécules odorantes dans un appartement ouvert où l'air circule, et il ne perd rien de son poids. Les molécules qui affectent l'odorat sont donc impondérables ? Quel peut être leur volume ?

Une solution de permanganate de potasse au millionnième est encore colorée ; il est donc impossible de nier la présence de ce sel dans le liquide.

De même aussi, la fuchsine décèle sa présence par la conservation d'une teinte manifeste dans sa solution au quatre millionnième.

M. Bouchardat, allopathe, professeur d'hygiène à la Faculté de médecine de Paris, met un milligramme d'iodure de mercure dans vingt litres d'eau ; c'est une dilution au vingt-millionnième ; les poissons qu'on plonge dans ce mélange meurent en quelques secondes. L'action toxique prouve que le sel de mercure existe dans ce liquide; cependant aucun réactif chimique ne peut le retrouver.

MM. Pétroz et Guibourg, membres de l'Académie, ont trouvé des traces de sublimé dans la quinzième dilution.

MM. Séguin et Rummel disent avoir constaté, avec le microscope solaire, des particules métalliques jusque dans la deux-centième dilution.

Pathologiquement niera-t-on les terribles effets des marais Pontins, parce que l'air de ces lieux funestes ne laisse découvrir rien de plus que celui des pays les plus sains ? Les maladies pestilentielles et contagieuses, le choléra, la peste, la fièvre jaune, exercent d'affreux ravages ; cependant, la matière qui les engendre est si subtile, si infinitésimale qu'on n'a pas encore su la découvrir. Faudra-t-il prendre pour des illusions de l'esprit les formidables intoxications des venins et des virus, parce que la science ne trouve aucune différence entre la composition des liquides qui renferment ces poisons et les autres liquides naturels de ces animaux ?

Le vaccin de Jenner, qui nous préserve d'une des plus affreuses maladies, la variole, ne diffère pas de la lymphe ordinaire.

Les moëlles de lapin, avec lesquelles l'éminent

M. Pasteur préserve de la rage, ne laissent pas découvrir leur principe virulent.

Ces deux méthodes de vaccination sont des procédés homœopathiques.

Devant ces nombreux exemples d'extrème divisibilité de la matière, il nous paraît impossible de refuser cette même propriété à nos médicaments, et de nier la présence de la substance médicamenteuse dans nos dilutions, même les plus élevées.

2° *Nos médicaments, loin d'être inertes, sont doués d'une activité réelle.*

L'analogie, à défaut de l'expérimentation au lit du malade, suffirait à elle seule pour en démontrer la puissance.

Tout le monde aujourd'hui possède quelques notions sur l'électricité, le calorique, le magnétisme, l'attraction, etc. On connaît la transmission rapide des dépêches par le télégraphe électrique et les terribles effets de la foudre ; on sait que le calorique, en réduisant l'eau en vapeur, met en mouvement nos locomotives et nos navires ; on n'ignore pas que nos marins trouvent leur route avec une simple aiguille aimantée, la boussole, et que tous les corps célestes sont tenus en équilibre par l'attraction universelle.

Cependant, ces mots électricité, calorique, magnétisme, attraction ne représentent pas une matière, un corps qu'il nous soit permis de voir, de toucher, de peser, de mesurer. Ce sont des forces, des dynamismes, qui mettent la matière en mou-

vement et dont nous ne pouvons admettre l'existence que par l'observation de leurs effets.

Ces exemples de l'action merveilleuse et éner-
gique des forces de la nature étant admis, il est
permis de se demander, par quels raisonnements
plausibles, on pourra refuser la possibilité de l'ad-
jonction d'influences de même nature à nos médicaments.

En effet, le frottement provoquant de l'électricité, de la chaleur, l'analogie oblige à reconnaître
que nos manipulations peuvent augmenter l'éner-
gie de nos médicaments en déterminant en eux des
propriétés dynamiques. Cela est si vrai que certaines substances, telles que la silice, le lycopode,
le corail, etc., etc., absolument inertes à l'état de
nature, deviennent des remèdes d'une grande éner-
gie dans leurs hautes dilutions.

Abandonnant maintenant le champ de l'hypo-
thèse, abordons celui des preuves pratiques.

De même que pour les forces de la nature, nous
pouvons démontrer l'action de nos triturations et
de nos dilutions par leurs effets, c'est-à-dire par
la guérison des maladies.

Or, ces guérisons, pourquoi certaines gens du
monde, qui n'ont fait aucune étude et aucune
application de l'homœopathie, les repoussent-
elles avec dédain, en vertu de préjugés irréfléchis
et aussi surtout par suite de sollicitations inté-
ressées ?

Si nous pouvions les conduire dans nos hôpitaux
et nos dispensaires, nous les rendrions bien vite

témoins de cures surprenantes et qui tiennent presque du prodige.

Mais en dehors de ces promenades cliniques que nous ne pouvons mettre à votre disposition, vous avez, chers lecteurs, d'autres moyens d'information dont vous pouvez faire votre profit tous les jours. Les adeptes de l'homœopathie sont aujourd'hui très-nombreux ; vous avez autour de vous un assez grand nombre de parents ou d'amis que nous traitons dans toutes leurs ma'adies. Vous connaissez ces clients ; vous ne pouvez douter qu'ils sont aussi intelligents, aussi instruits que vous-mêmes ; que dans tous les actes de leur vie ils font preuve d'un jugement aussi sain que le vôtre. Ils sont atteints par la maladie, et vous pouvez constater la réelle efficacité de nos médicaments par leur guérison. En vertu de quelle logique pourrez-vous déclarer que ces mêmes personnes ne voient plus nettement, n'apprécient plus avec la même sûreté de jugement, que leur esprit est frappé d'aberration, uniquement parce qu'ils emploient un mode de traitement différent de celui que vous avez adopté ? Il est bien plus rationnel et plus équitable de reconnaître qu'ils sont dans le vrai en attribuant la guérison de leurs maladies à la seule médication qu'ils ont employée pour les combattre, l'homœopathie. Ils n'ont d'ailleurs aucun intérêt à vous tromper.

Pendant que vous faites une opposition si déraisonnable à l'action de nos médicaments, vous consentez néanmoins à faire de grandes dépenses et à abandonner vos affaires, pour une cure à une station thermale, que vous prescrit votre médecin. Cependant pour un certain nombre d'eaux minérales, les éléments minéralisateurs qui entrent dans leur composition et qui sont leurs agents de guérison, s'y trouvent souvent en quantité si minime, si infinitésimale, qu'ils sont la représentation exacte de nos dilutions les plus faibles. Cela est si vrai que la chimie n'a jamais pu trouver plusieurs de ces substances, et que, sans l'analyse spectrale, une découverte qui date de peu d'années, on ne saurait pas encore qu'elles sont contenues dans ces eaux. C'est pour ce motif que les homœopathes n'hésitent pas à les conseiller à leurs malades.

Nous pensons avoir établi par l'analogie, par les témoignages désintéressés des malades, et par les eaux minérales, que nos doses infinitésimales, non-seulement ne sont pas inertes, mais qu'elles sont douées d'une action incontestable. Nous trouverons plus loin, chapitre XII, des preuves encore plus convaincantes.

3' *Les médicaments homœopathiques ne peuvent pas occasionner des empoisonnements.*

Après avoir soutenu que les remèdes homœopathiques (ce sont surtout nos globules qu'on vise dans ce cas) sont tout à fait inertes, on a affirmé aussi que ces mêmes globules peuvent empoisonner.

Il faut être doué d'une mauvaise foi insigne ou absolument dépourvu de jugement, pour soutenir deux propositions aussi contradictoires ; c'est incontestable ; mais cela n'empêche pas ces affirmations d'avoir cours dans l'opinion publique.

Nous nous voyons donc encore obligé d'en démontrer la fausseté, malgré l'humiliation que nous en éprouvons.

Nous commencerons par déclarer, ce que beaucoup de personnes ignorent, qu'un très-grand nombre de médicaments employés par l'homœopathie, sont exactement les mêmes que ceux dont font usage les médecins allopathes.

Nous devons ajouter que plusieurs de ces médicaments sont des poisons violents. Ainsi l'arsenic, le mercure, le phosphore, la belladone, la jusquiame, la stramoine, le tabac, l'aconit, la noix vomique, etc., sont journellement employés par les deux écoles dans le traitement des maladies.

Mais indépendamment des principes différents, en vertu desquels nous en faisons l'application, il y a aussi une différence importante dans le mode d'emploi de ces médicaments dans les écoles rivales.

Les allopathes administrent ses substances en grandes quantités. Cette pratique donne rarement lieu à des empoisonnements réels, parce que nos confrères savent s'arrêter à temps pour les éviter.

Cependant, même dans les cas où les médicaments, donnés à ces fortes doses, amènent le soulagement, nous dirons plus, la guérison, on observe certains accidents quelquefois graves occasionnés par le remède.

Voici quelques exemples indiscutables de faits de ce genre :

Le bromure de potassium, employé tous les jours à doses énormes par les allopathes, dans toutes les affections nerveuses, provoque un affaiblissement notable de l'intelligence et de la mémoire, une impuissance relative, une éruption d'acné et une bronchite chronique.

Le salicylate de soude, une autre panacée de notre époque, dont on ne ménage guère les doses, détermine ausi quelquefois des accidents cérébraux graves, mortels même.

Les grands vésicatoires ou les vésicatoires multiples, indépendamment des souffrances locales, donnent aussi lieu à un éréthisme quelquefois inquiétant chez les enfants et chez les personnes d'un tempérament très excitable, et aussi à des douleurs atroces, d'une nature spéciale, dont les malheureux patients consentiraient volontiers à être préservés.

Ces faits sont positifs ; les allopathes les ignorent si peu, que c'est à leur école que nous avons appris à les connaître ; ils sont inévitables, parce qu'il est impossible d'apprécier d'avance le degré de tolérance des malades pour les remèdes.

Les homœopathes, au contraire, emploient généralement les remèdes à doses excessivement minimes.

Or, nous le demandons à tout homme de bon sens ; quel est celui qui pourra provoquer des empoisonnements, de l'homœopathe qui donne les médicaments aux doses les plus faibles, ou de l'allopathe qui emploie les mêmes substances en quantités beaucoup plus considérables. Autant vaudrait dire, pour nous servir d'un exemple accessible à tous, qu'une balle pourra faire des blessures aussi larges et des mutilations aussi vastes qu'un boulet de canon ou un obus.

Il nous est donc permis de conclure que les globules homœopathiques n'empoisonnent pas et qu'ils ne peuvent occasionner les mêmes accidents que la méthode allopathique des grandes doses.

4° *Les médicaments homœopathiques n'agissent pas seulement sur l'imagination des malades.*

On a soutenu, en effet, toujours pour nuire à notre méthode, que nos potions et nos globules ne parvenaient à guérir; qu'en impressionnant l'imagination des malades.

Nos confrères, en émettant cette opinion, font un aveu dont nous avons le droit de nous prévaloir; en second lieu, ils abdiquent en notre faveur toute action morale sur leurs clients.

En déclarant que nous obtenons des guérisons seulement par [action sur l'imagination, vous reconnaissez d'abord, chers confrères, que nous guérissons. Nous nous empressons de prendre acte de cet aveu.

D'autre part, en prétendant que, seuls, nous avons le pouvoir de nous emparer de l'imagination de nos malades, de la diriger à notre gré et d'en faire l'unique instrument de nos guérisons, vous êtes en vérité trop modestes. Nous sommes convaincus que vous pouvez prendre sur cette faculté le même empire que nous ; nous vous engageons à la mettre au service de vos traitements, si réellement vous croyez à la puissance unique de son action.

Cet argument est mauvais et ne parviendra pas à ébranler notre cause.

Vous n'ignorez pas, en effet, que nous traitons de jeunes eufants, des aliénés, des malades en délire, et que souvent nous avons le bonheur de les guérir.

Quelle influence peut avoir l'imagination sur ces pauvres êtres qui ne pensent pas, ne raisonnent pas, qui, de plus, ignorent quels remèdes nous leur donnons et s'il y a plusieurs ordres de thérapeutique ?

Nous espérons que le lecteur reconnaîtra avec nous que l'objection que nous venons de combattre est sans valeur, et que nos remèdes guérissent par leur action propre.

5° *Le régime n'est pas la seule cause des guérisons homœopathiques.*

Ne pouvant nier les guérisons homœopathiques, les allopathes ont prétendu qu'elles n'étaient pas la conséquence de nos remèdes, mais uniquement du régime sévère que nous imposons à nos malades.

Tous les médecins, à quelque école qu'ils appartiennent, allopathie ou homœopathie, imposent des modifications à l'hygiène des malades.

Il serait illogique de traiter un malade en le laissant libre de s'abandonner aux écarts de régime qu'on regarde comme les causes occasionnelles de sa maladie.

D'autre part, personne n'ignore, les médecins moins que tous autres, qu'il y a des choses dans nos aliments, nos boissons, nos vêtements, nos habitudes, etc., qui sont nuisibles. Aucun médecin ne consentira à entreprendre un traitement chez un malade qui ne consentira pas à renoncer à l'usage de toutes ces choses funestes. Nous nous demandons si réellement les homœopathes sont plus sévères que les allopathes sur le régime. Si oui, il faut les approuver. Ce sont les allopathes qui l'ont dit : *Sublata causa, tollitur effectus* ; la cause enlevée, l'effet, c'est-à-dire la maladie, cesse. Il faut donc toujours se débarrasser de la cause morbide connue, qui, dans le cas présent, est un régime mal entendu.

Nous pouvons d'ailleurs dire aux allopathes : Si vous croyez que nous guérissons sans participation aucune de nos médicaments, par le seul effet du régime, nos livres vous sont ouverts ; lisez-les, puisez-y largement nos moyens diététiques ; imposez-les à vos malades et guérissez-les en les dispensant de vos drogues rebutantes, des douleurs violentes et intolérables de vos topiques et des écorchements à vif de vos vésicatoires, moyens qui ressemblent plus à des châtiments qu'à des traitements.

VIII

Origine des médecins homœopathes

On rencontre dans le monde, au moins dans les classes les moins éclairées, des personnes qui croient que les homœopathes sont des hommes déclassés, d'origine inconnue, en quelque sorte mystérieuse, et dont la médecine est une espèce d'intuition, non scientifique.

Voilà encore un préjugé à combattre.

Les médecins homœopathes sont tous docteurs en médecine. Tous ils ont fait leurs études côte à côte avec leurs confrères allopathes, suivant avec eux les mêmes cours, écoutant les leçons des mêmes maîtres, visitant les mêmes malades dans les hôpitaux ; enfin, ils ont subi des examens identiques sur les mêmes matières et devant les mêmes juges.

Bien plus, ils ont pratiqué la médecine allopathique pendant un certain nombre d'années, variable pour chacun d'eux.

La différence avec leurs confrères allopathes, c'est qu'au point de vue thérapeutique, ils ont un bagage scientifique plus considérable ; ils connaissent également la thérapeutique ancienne et la nouvelle, ce qui n'est pas sans avantage pour eux et leurs clients.

Les homœopathes pourraient, en effet, dans un

cas rebelle à leur méthode, s'adresser aux moyens de l'ancienne médecine ; les allopathes ne pourraient faire l'inverse parce qu'ils ignorent l'homœopathie.

En France, surtout, il n'y a pas d'enseignement officiel de l'homœopathie. Au sortir de l'école, tous les docteurs sont allopathes.

Les motifs qui entraînent la conversion de beaucoup d'entre-eux ne sont pas de même nature.

Découragés par de nombreux insuccès dus à l'incertitude de la médecine officielle, envahis par ce scepticisme énervant qui s'empare de l'esprit de presque tous les vieux praticiens, certains d'entre-eux, cédant enfin à une lassitude morale, renoncent à une médecine souvent nuisible, et ne font plus que de la médecine expectante, c'est-à-dire que prescrivant des remèdes inertes et anodins, ils abandonnent la maladie à elle-même, se fiant aux forces de la nature pour la guérison.

Cependant, presque tous appellent, de leurs vœux les plus ardents, une réforme qui leur ouvre une voie nouvelle, que le plus grand nombre ne sait pas trouver. Il faut d'ailleurs reconnaître que presque toujours c'est le hasard qui favorise ceux qui doivent sortir de l'ornière classique.

Quelques-uns ouvrent par hasard et distraitement un livre d'homœopathie ; séduits par une méthode positive et par des cures brillantes dues à des moyens qui leur sont inconnus, ils commencent à méditer sur un sujet tout nouveau pour eux et plein d'attraits. D'autres, en consultation ou autrement, entrent fortuitement en relations avec un disciple d'Hahnemann ; les conversations, les discussions s'engagent ; plein de zèle et de foi pour sa doctrine, l'homœopathe en expose les richesses avec l'ardeur et l'entraînement de l'apôtre ; ébranlé dans ses anciennes croyances, émerveillé, puis convaincu, l'allopathe n'oublie plus ces enseignements. Certains sont gagnés à la nouvelle science, par l'observation de la guérison prompte et surprenante d'une maladie, contre laquelle l'allopathie épuisait en vain depuis longtemps, tout son arsenal thérapeutique.

.. Chacun d'eux a trouvé là son chemin de Damas : il n'a plus qu'un désir : apprendre, comprendre.

Malheureusement la route est longue à parcourir avant d'atteindre le but ; la science est ardue, difficile ; bien des écueils retarderont la marche du nouvel élève.

C'est qu'il faut rompre avec ses anciennes habitudes ; il faut se remettre, en quelque sorte, sur les bancs de l'école et recommencer de nouvelles études à un âge quelquefois avancé, puisque le docteur Comte des Guidi, un des plus remarquables homœopathes de France, ne s'est mis à l'œuvre qu'à l'âge de soixante ans. Malgré les fatigues d'une clientèle souvent considérable, il faut prendre sur son repos le temps nécessaire à cet immense travail, et faire le sacrifice de ses rares moments de loisir. Aussi presque tous succombent par moments au découragement et à la lassitude ; plus d'un même n'a pas la force de franchir toutes les étapes et s'arrête en chemin. Heureusement, le plus grand nombre des néophytes sentent leurs forces se retremper sous l'aiguillon des premières cures , et de succès en succès, ils parviennent à surmonter toutes les difficultés.

Voilà, cher lecteur, comment on devient homœopathe.

IX

Pourquoi il n'y a pas un plus grand nombre de médecins homœopathes

C'est là une question qui vient naturellement à l'esprit d'un grand nombre de personnes. Nous devons donc y répondre.

Nous convenons que la persécution enfante généralement de nombreux prosélytes ; mais on reconnaîtra bien aussi, avec nous, que parfois elle décourage et fait reculer l'opinion, au moins pour un temps, même chez les plus ardents. C'est ce qui arrive dans le cas présent.

Les questions concernant les intérêts de la profession médicale ne sont pas d'ordre assez général pour que l'esprit public se passionne pour elles et même pour qu'il s'en préoccupe au moindre degré.

Aussi, on ignore ce qu'il faut de courage, de conviction et de fermeté de caractère pour embrasser l'homœopathie, même à notre époque.

Nous avons indiqué dans le chapitre précédent les efforts nécessaires pour surmonter tous les obstacles au point de vue de l'étude.

Il y a malheureusement des causes de découragement bien autrement graves.

Aussitôt connu sous la dénomination d'homœopathe, le médecin devra renoncer à toute compétition dans les postes médicaux, rétribués ou honorifiques de l'Etat, auxquels son titre de docteur lui donnait droit.

Il ne lui sera plus possible de concourir pour les chaires d'agrégé ou de professeur des écoles ou des facultés médicales. Il ne sera pas accepté comme médecin des hôpitaux, des prisons, des épidémies, etc.

J'omets à dessein bien d'autres fonctions, dont l'énumération serait trop longue.

On le voit, l'ostracisme qui nous frappe en haut lieu est aussi dur qu'il est possible de l'imaginer ; les ministres de toute époque, maîtres de l'enseignement en France, instruments dociles de l'Académie de médecine, nous traitent en parias.

Etonnez-vous, après cela, si beaucoup de confrères ne sont pas tentés de nous suivre.

Cependant, malgré toutes les oppositions, l'homœopathie a toujours progressé.

Elle a eu en France des représentants, même dans les chaires officielles, savoir : Risueno de Amador, ancien professeur de pathologie générale à l'école de médecine de Montpellier ; docteur Tessier, ancien médecin des hôpitaux de Paris ;

Imbert Gourbeyre, actuellement professeur de matière médicale à l'école de Clermont-Ferrand; Andrieu et Parlier, de leur vivant, professeurs-agrégés à l'école de Montpellier ; Grouigneau, professeur à l'école de Dijon, qui ont pratiqué l'homœopathie.

Heureusement pour eux, ces savants n'ont été convertis à l'homœopathie qu'après avoir conquis leurs postes officiels par le concours, sans quoi ils n'auraient jamais franchi l'enceinte réservée aux purs de la médecine académique. D'ailleurs, tout enseignement de l'homœopathie leur était interdit dans leurs chaires, sous peine d'exclusion.

C'est ce qu'on appelle liberté de l'enseignement.

Le nombre des homœopathes déclarés est aujourd'hui de plus de dix mille. Si on comptait les médecins qui exercent clandestinement notre thérapeutique, ce chiffre serait probablement triplé. On en trouve dans toutes les parties du monde. Ils voient graviter autour d'eux un nombre immense de clients.

Plus heureux qu'en France, en Allemagne, en Angleterre, dans les deux Amériques, les homœopathes ont des chaires officielles où ils peuvent professer ouvertement et former de nombreux élèves.

En France, nous n'avons que trois hôpitaux libres, dont deux à Paris, l'hôpital Hahnemann et l'hôpital Saint-Jacques, et un à Lyon, l'hôpital Saint-Luc, tous entretenus par des donations et des souscriptions volontaires. Nous avons aussi

de nombreux dispensaires, tant à Paris qu'en pro·
vince.

Voulez-vous, chers lecteurs, apprécier le degré
de conviction des homœopathes pour leur doctrine?
Ecoutez ces paroles éloquentes du docteur Teste,
qui sont une protestation indignée contre d'in-
justes accusations :

Quoi, messieurs les allopathes, vous prétendez que
nous sommes des imposteurs; mais alors, juste ciel,
convenez donc que nous sommes tels envers nous-mêmes
jusqu'à notre agonie, jusqu'à notre dernier souffle.

Qui d'entre-nous, messieurs les allopathes, avez-vous
jamais vu, ayant les siens malades, et je dis son père,
sa femme ou ses enfants, désavouer sa propre doctrine
pour recourir à la vôtre.

Bien des homœopathes sont morts depuis trente ans ;
c'est le sort commun. Quel est celui d'entre-eux qui,
sur son lit de douleur et tout près d'expirer, a réclamé
votre assistance, celle de vos princes de la science? Je
vous défie d'en nommer un seul.

Gueyrard aîné, Frapart, Giraud, Molin, Crosério, etc.,
jusqu'à leur dernier soupir, protestent contre votre vain
savoir et vos aveugles médications, pour mourir du
moins en paix. si l'on ne peut les sauver, entre les
mains de leurs confrères, homœopathes comme eux.

Jaquemins, atteint d'un anévrisme au cœur, ne veut
d'autres médecins que Love, Pétroz et moi.

Morroche repousse toute autre assistance que celle de
Chanet et la mienne.

Tessier, dès qu'il commence à se défier de lui-même,
s'abandonne aveuglément aux soins de ses élèves.

Gueyrard jeune, qui voit nettement sa position déses-
pérée et sent sa fin prochaine, me fait demander mes
conseils et les suit exclusivement jusqu'à l'instant, où
une amélioration passagère lui permet d'aller mourir
dans sa famille, entre les mains d'un autre homœopathe,
le docteur Chamaillard.

Chamaillard, à son tour, en proie à un cancer de l'estómac, s'adresse-t-il, pour son compte, à ses confrères allopathes de La Flèche ? Nullement. Il se soigne lui-même, et quand son état est devenu tel qu'il ne peut plus se soigner, il appelle à son aide un homœopathe de Paris.

Gabalda, frappé de paralysie, ne croit pouvoir mieux faire que de réclamer les soins de ses amis, les docteurs Milcent et Frédault.

Pétroz, enfin, poussant peut-être jusqu'à l'exagération la loi qu'il s'est faite et qu'il croit fondée sur l'expérience, de ne traiter ses malades que par les hautes dilutions, n'en veut pas d'autres pour lui-même, jusqu'à l'instant suprême où se défiant de ses forces et de son intelligence, il laisse deux homœopathes, MM. Crétin et Cabarus, le soigner à leur guise.

Et voilà les hommes que l'on ne craint pas d'accuser d'imposture ! Silence messieurs, silence ! respect à des convictions qui ne s'éteignent qu'avec nous. Chapeau bas devant ces nobles tombes où reposent, honorés comme ils ont mérité de l'être, des hommes dont toute la vie se résume en deux mots : dévouement, loyauté, et dont la mort a confirmé la vie.

Qu'il me soit permis d'ajouter à cette liste nécrologique le docteur Granier, mon condisciple et mon ami, qui a exercé si honorablement la médecine à Nimes. Lui aussi est resté fidèle à l'homœopathie devant la mort, à l'heure où les défaillances morales sont si excusables.

Nous, au contraire, nous pouvons au moins affirmer qu'un des hommes les plus illustres de l'école allopathique contemporaine, Broussais, a accepté, pendant les derniers mois de sa vie, les soins d'un de nos éminents homœopathes, le docteur Frapart.

Une autre preuve irréfutable de la fermeté de

nos convictions, c'est qu'on n'a jamais vu un homœopathe retourner à l'allopathie.

Cet attachement profond d'une si nombreuse phalange de médecins instruits, dévoués à leur art, qui ont fait une étude comparative et consciencieuse des deux doctrines thérapeutiques rivales, pour s'arrêter définitivement à la pratique de l'homœopathie, nous paraît être un argument de grande valeur en faveur de l'excellence de cette dernière.

X

Pourquoi l'Académie de Médecine n'accepte pas l'homœopathie

Il n'y a à cela qu'un seul motif : Les académiciens ne veulent pas reconnaître leurs erreurs en thérapeutique, par crainte de déchoir dans l'esprit de leurs aveugles admirateurs. Ils font obstruction à la marche de l'homœopathie dans le présent et usent de toute leur influence pour lui barrer la route de l'avenir.

En effet, les jeunes gens les mieux doués, les plus intelligents et les plus laborieux parmi les élèves en médecine, ceux qui ont le droit d'aspirer par leur mérite aux positions les plus élevées dans l'ordre médical pourraient, à cause de leur facilité d'assimilation de la science, mener de front l'étude de l'allopathie pour leurs concours et celle de l'homœopathie pour satisfaire leur amour du progrès et de l'inconnu.

Une fois parvenus au sommet de l'échelle sociale, devenus chefs de service dans les hôpitaux, professeurs, membres de l'Académie, ils pourraient, par leur nombre, exercer une pression sur leurs collègues plus âgés et les obliger à faire une place à l'enseignement homœopathique.

Ce seraient les pionniers de l'avenir ; ils auraient bientôt formé, par l'enseignement théorique et clinique, une génération d'homœopathes.

Malheureusement, c'est impossible. Les tendances homœopathiques de cette élite de la jeunesse médicale seraient la ruine de leur avenir. Ils auraient beau, ces jeunes hommes, briller dans les concours, se montrer supérieurs à leurs concurrents dociles à l'école officielle, provoquer même l'admiration des maîtres par leurs talents, ceux-ci n'opposeraient pas moins leur *veto* et ne leur permettraient pas l'entrée du cénacle, autour duquel ils font bonne garde.

Homœopathes ! on ne passe pas ! (1)

Aussi ils se contentent, ces jeunes gens, de suivre dans leurs travaux l'ornière tracée par ceux qui détiennent la clef de toutes les grandes positions.

Dirigeant leurs études thérapeutiques dans une

---

(1) Nous prions le lecteur de ne pas prendre ces affirmations pour des hypothèses. Plusieurs homœopathes de talent qui ont tenté l'aventure ont appris, à leurs dépens, que c'étaient de tristes réalités.

voie opposée à la nôtre, engagés par leurs recherches et les œuvres scientifiques qui ont enfin consacré leur gloire et fait d'eux les princes de la science, ils ne peuvent plus revenir en arrière, et deviennent, à leur tour, aussi intolérants que ceux qui ont posé leur empreinte néfaste sur les études de leur jeunesse.

Allez leur demander maintenant, à ces savants, à ces illustres, gorgés d'honneurs, de décorations et de biens (qui sont, bien entendu, la juste récompense de leur talent), de déclarer qu'ils se sont trompés ; que les œuvres qui les ont élevés sur le pavois sont entachées d'erreur ; que les élèves doivent se lancer dans une voie nouvelle et plus sûre.

La nature humaine ne se prête pas à de pareilles abnégations.

Il est bien plus commode de nier les avantages d'une science que de prendre la peine de l'étudier.

On le voit, ne pouvant mettre des entraves à la pratique de notre art, car jamais les pouvoirs publics n'oseront la suivre jusques là, l'Académie, par son despotisme, a tracé autour de nous, en ce qui concerne le domaine officiel, un cercle que nous ne franchirons pas avant le jour, où un ministre intelligent et libéral, comprenant qu'une science qui compte un si grand nombre d'adhérents dans une classe d'hommes recommandables par leurs talents, n'est pas une chose vaine qu'on ait le droit de négliger, et consentira à fonder, de sa propre autorité, une chaire de thérapeutique et une clinique homœopathiques.

Nous saurons trouver, dans nos rangs, des hommes d'un talent éprouvé et sûr, qui porteront cet enseignement aussi haut que les représentants de la médecine officielle.

Nous oserons même dire que cette création est un devoir pour le gouvernement ; notre médecine est en effet très peu onéreuse : à Paris, où l'administration de l'assistance publique dépense 500 à 600.000 francs en médicaments, on pourrait, par l'adoption de l'homœopathie, réduire cette lourde charge de plus des trois quarts, ce qui ne serait pas à dédaigner pour les finances publiques et hospitalières.

XI

Allopathie et homœopathie

L'Allopathie a fait faire, dans notre siècle, d'immenses progrès à l'anatomie pathologique, à la physiologie et à la pathologie. Malheureusement on n'en peut dire autant de la thérapeutique, sans laquelle toutes les autres connaissances sont une science vaine, sans application pratique.

Les allopathes emploient souvent des quantités énormes de médicaments, même très dangereux ; nous avons montré par des exemples, dans notre chapitre VII, section 3, que cette méthode est souvent funeste.

Ils font de la polypharmacie, c'est-à-dire qu'ils

accumulent plusieurs médicaments dans une même formule ; incertains de l'action de leurs remèdes, ils espèrent qu'il s'en trouvera un dans le nombre pour produire l'effet désiré. Il en résulte que, même en cas de succès, ils ignorent quelle est réellement la substance à laquelle ils le doivent. Cette fàcheuse habitude ne leur permet pas d'acquérir la véritable expérience, qui devrait être la consolation et la force des vieux médecins ; aussi presque tous, à la fin de leur carrière, deviennent sceptiques et ne croient plus à leur art.

Les allopathes n'ont point de lois en thérapeutique. Leurs principaux procédés pour se diriger dans l'emploi des médicaments sont les empoisonnements, l'expérimentation sur les animaux et la tradition.

Les empoisonnements constituent en réalité une expérimentation violente, volontaire ou non, sur l'homme en santé. Mais qui ne comprend que les symptômes observés dans ces cas sont forcés, exagérés, et que leur comparaison avec les symptômes des maladies naturelles ne peut donner que des résultats incertains.

L'expérimentation sur les animaux n'est pas absolument à dédaigner ; néanmoins, malgré les ressemblances dans la structure et la constitution des animaux avec celles de l'homme, il y a aussi des dissemblances nombreuses qui atténuent beaucoup les conséquences qu'on peut tirer de ces faits. Veut-on des exemples : le lapin mange impunément la belladone qui est un poison pour l'homme ; le perroquet est tué par le persil qui nous sert tous les jours de condiment.

La tradition est encore, toute imparfaite qu'elle soit, leur jalon le plus sûr. Il est impossible, en effet, de supposer que l'application des remèdes aux maladies par des médecins souvent éminents, pendant une longue série de siècles, ait été tout à fait infructueuse ; il en est résulté nécessairement un faisceau de faits bien observés, qui donne à leur thérapeutique un certain degré de certitude.

Quelle différence cependant avec la méthode homœopathique, et combien celle-ci est supérieure à l'allopathie.

Nous avons un principe vrai, incontestable, immuable, *la loi des semblables*, qui assure l'avenir de notre thérapeutique. Aussi en cinquante ans les homœopathes ont fait plus de progrès dans cette branche de la médecine et ont appris l'action réelle d'un plus grand nombre de médicaments, que l'allopathie depuis plus de deux mille ans.

A l'encontre des allopathes, dont chacun a un système à lui et traite les malades à sa guise, ce qui serait aisé à prouver, les homœopathes ont une méthode unique et invariable, au point que plusieurs d'entre-eux, consultés isolément sur le même malade, donneront presque tous un traitement identique.

Nous progresserons nécessairement dans cette voie, car en expérimentant successivement tous les remèdes du passé et tous ceux qu'on pourra découvrir dans l'avenir, nous formerons de nouveaux groupes de symptômes, et nous dresserons de nouveaux tableaux qui donneront une plus grande sûreté à notre thérapeutique.

Nous n'employons généralement qu'un seul remède, ce qui constitue une grande supériorité. La guérison étant obtenue par ce remède unique, nous pourrons avec certitude l'opposer à toute maladie qui nous présentera le même groupe de symptômes. Cela constituera pour nous l'expérience positive, sûre et durable, qui nous donnera tous les jours plus d'assurance au lit du malade et que nous conserverons jusqu'à notre vieillesse.

Nous espérons avoir démontré dans ce chapitre la prééminence de l'homœopathie sur l'allopathie au point de vue doctrinal.

Nous essaierons de faire une démonstration semblable, au point de vue pratique, dans le chapitre suivant.

XII

Quelles maladies traite l'homœopathie

Nous nous trouvons encore ici en présence d'un préjugé dont l'origine serait probablement impossible à découvrir, et qui cependant est assez répandu.

Beaucoup de personnes croient que l'homœopathie est une médecine propre à guérir seulement quelques catégories de maladies.

Détrompez-vous, cher lecteur, l'homœopathie est une médecine aussi générale que l'allopathie.

L'homœopathie traite toutes les maladies ; il n'y en a aucune qui ne soit de son ressort. Elle guérit les maladies aigues, telles que : pneumonies, pleurésies, bronchites, rhumatismes articulaires ; la fièvre typhoïde et les autres fièvres ; les maladies éruptives (variole, rougeole, scarlatine, etc.). Dans les maladies chroniques', son pouvoir est très étendu et elle procure souvent des guérisons inespérées.

Presque tous les homœopathes sont accoucheurs ; nous comptons aussi dans nos rangs des chirurgiens, des aliénistes, des spécialistes pour les maladies des divers organes.

Dans toutes les maladies, nous avons des moyens spéciaux que ne possèdent pas les médecins de la doctrine classique (1).

Ne pouvant faire ici une longue incursion dans le domaine de la thérapeutique, nous nous bornons à faire mention de quelques affections bien connues, où nous obtenons des résultats auxquels nos rivaux ne peuvent prétendre.

Personne n'ignore que la coqueluche est souvent une maladie de longue durée, semée de dangers et pouvant quelquefois entraîner la mort, soit par elle-même, soit par des accidents consécutifs. Personne aussi probablement n'ignore que

(1) Il ne faut pas nous prêter l'intention d'insinuer que nos chirurgiens font les opérations autrement que leurs confrères. Nous entendons dire seulement que pour les accidents consécutifs aux opérations, nos médicaments facilitent et hâtent la guérison.

nos confrères allopathes n'ont aucun traitement positif à opposer à cette affection. Après quelques essais presque toujours infructueux de médicaments, ils se décident à conseiller le déplacement de l'enfant dans une autre localité. Ce dernier mode de traitement, d'une efficacité presque certaine, est trop onéreux pour un grand nombre de familles, sans compter d'autres désagréments qui s'y rattachent. Eh bien ! l'homœopathie guérit généralement cette maladie, avec une assez grande promptitude, par des moyens que les enfants acceptent toujours sans révolte.

Les phénomènes pénibles de la dentition chez les enfants, les douleurs atroces et autres symptômes graves qui en sont la conséquence ne sont pas favorables aux allopathes ; ils n'ont guère à leur service que le sirop de Delabarre, un maigre palliatif et l'incision des gencives avec le bistouri. Ici encore nous avons des médicaments d'une grande puissance, quoique très simples, qui soulagent presque instantanément dans la majorité des cas. Nous pourrions multiplier ces exemples à l'infini.

Nous allons montrer maintenant, sous un autre aspect, par des statistiques relevées dans les hôpitaux, et par conséquent d'une authenticité incontestable, la supériorité de nos traitements.

FRANCE

1º *Hospice de Thoissey (Ain)*

M. le docteur Gastier, homœopathe, a été médecin de cet hôpital pendant vingt ans. Un médecin de Mâcon, jaloux de ses succès, avait annoncé dans un journal que les administrateurs venaient de lui interdire la pratique de l'homœopathie.

Les administrateurs répondirent par la lettre suivante :

Nous ne saurions garder le silence sur une allégation purement gratuite, qui suppose que nous ne connaissons pas les limites de nos attributions, et que nous nous sommes mêlés de juger des choses hors de notre portée.

.... Il serait donc tout au moins ridicule de notre part que nous nous fussions permis d'interdire au médecin de notre hôpital un moyen pratique quelconque qu'il croirait bon et qu'il jugerait à propos d'employer.

.... En démentant formellement le fait que, par une erreur impossible à expliquer, M. C.... a avancé dans son écrit...... Nos registrent attestent que depuis l'entrée en fonctions du docteur Gastier, le nombre des décès, relativement au nombre des malades admis à l'hospice, a été moindre qu'auparavant ; que les dépenses en remèdes, en frais de pharmacie ont été presque nulles et que le service, devenu plus simple, plus facile, a été sensiblement allégé.

Thoissey (Ain), 2 janvier 1846.
Signé :
Les Administrateurs de l'hospice de Thoissey :
Magat, maire, président ; Challane, adjoint ;
Lorin, membre du Conseil général ; Ducrest,
curé ; Billaud aîné ; Aillaud.

Nous espérons que le lecteur prendra bonne note de cette lettre.

2° *Maison du Refuge à Marseille*

Service allopathique de 1841 à 1848

1861 malades — 102 décès — mortalité   5.48 0[0

Service homœopathique de 1850 à 1854

1672 malades —   49 décès — mortalité   2.93 0[0

Mortalité presque moitié moindre en faveur de l'homœopathie.

3° *Hôpital Ste-Marguerite (Hôtel-Dieu annexe)* *aujourd'hui hôpital Ste-Eugénie*

Années 1849-50-51. — Service de MM. Valleix et Marotte, allopathes, 99 lits.

3724 malades — 411 décès — mortalité 11.30 0[0

Service de M. Tessier, homœopathe, 100 lits

4663 malades — 399 décès — mortalité   8.55 0[0

Résultats comparés dans la pneumonie

Hôpitaux de Paris

Allopathes

Dans la pneumonie	M. Bouillaud a eu	1 décès	sur	8 malades
—	M. Louis a eu	1	—	3 —
—	M. Broussais a eu	1	—	2 —
—	M. Chomel a eu	1	—	5 —
—	M. Grisolle a eu	1	—	6 —

Homœopathe

M. Tessier à Ste-Marguerite a eu	1	—	13 —

Or, les médecins allopathes qui ont fourni ces statistiques étaient les médecins les plus remarquables de France à cette époque ; tandis qu'à ce moment où M. Tessier triomphait si vaillamment contre eux, l'homœopathie n'était qu'à ses débuts.

Ces deux dernières statistiques, toutes en faveur de l'homœopathie, ont été puisées dans le rapport officiel de l'administration de l'assistance publique; personne n'oserait en contester l'exactitude.

Autre statistique

Fièvre typhoïde

Le Bulletin de statistique municipal montre que du 1er au 31 décembre 1884, il y a eu dans les hôpitaux de Paris (service des allopathes) dans la fièvre typhoïde :

214 malades — 40 décès — mortalité 18.69 0[0

A l'hôpital homœopathique de Saint-Jacques, il y a eu du 1er janvier au 31 décembre 1885, dans la fièvre typhoïde :

22 malades — 2 décès — mortalité   9.09 0[0

La mortalité est moitié moindre dans l'hopital homœopathique Saint-Jacques que dans les hopitaux allopathiques de Paris, tous dirigés par les princes de la science.

AUTRICHE

1° *Hôpital homœopathique de Gumpendorff*

Année 1832 (choléra)

Dans cet hopital, on perdit du choléra.... 33 0|0
A l'hopital gén. allopathique on en perdit. 70 0|0
Les décès de l'hopital allopathique sont deux fois plus nombreux que ceux de l'hopital homœopathique.

Même hopital Gumpendorff (homœopathique).

Du 1ᵉʳ novembre 1832 au 1ᵉʳ janvier 1845, il y eut, dans tous les genres de maladie pris ensemble : 8656 malades — 532 décès — mortalité 6.14 0|0

2° *Hopital homœopathique de Linz*

La mortalité pour toutes maladies fut de 5.14 0|0
Ces deux dernières statistiques, pour toutes les maladies, dans ces deux hopitaux, sont très favorables à l'homœopathie, puisque à la même époque, dans tous les établissements hospitaliers allopathiques de l'Europe, la mortalité ordinaire était de 11 à 12 0|0.

3° *Académie Joséphine*

Homœopathie

Dans les pneumonies et pleurésies, mortalité 4.87 0|0

Hopitaux allopathiques de Vienne

Dans les mêmes maladies — mortalité... 33 0|0

ITALIE

En 1854, à Naples, le docteur Rabini, homœopathe, chargé d'une salle de femmes atteintes du choléra, eut une mortalité de 4 0₁0 ;

Tandis que dans les salles voisines, pour la même maladie, les allopathes eurent une mortalité de 56 0₁0.

AFRIQUE

Staoueli est un vaste établissement agricole, où se trouvent plusieurs centaines de militaires, dirigé par les trappistes. Cet établissement était continuellement ravagé par les fièvres d'accès et la dyssenterie.

Le docteur Espanet, et en même temps frère trappiste, homœopathe d'un grand mérite, économisa, dès la première année, 1.500 francs de sulfate de quinine ; cependant il ne perdit pas un seul malade, diminua le nombre des récidives de ces fièvres, et ne mit jamais plus de cinq jours à guérir les dyssenteries. Ses succès se continuèrent sans interruption pendant quatre ans, jusqu'à son départ.

Le général d'Hautpoul, gouverneur de l'Algérie, qui a pu constater ces faits, fut guéri par Espanet, en quelques jours, d'une affection endémique déclarée incurable par les médecins de l'école officielle.

AMÉRIQUE

Pour terminer, nous donnons ici une statistique originale qui peint à la fois le caractère américain et l'excellence de notre méthode, et que nous empruntons à un article de M. le docteur Krüger, publié dans la *Bibliothèque homœopathique*, année 1879.

Plusieurs docteurs ont fondé, en 1868, à New-York, une compagnie d'assurance sur la vie. Ils y ont établi deux sections : l'une pour les adeptes de l'allopathie, l'autre pour les clients de l'homœopathie. Or, comme ces derniers vivent plus longtemps, grâce à leur mode de traitement, ils ont eu le privilège de voir réduire leurs primes annuelles dans une proportion de 10 et même 15 0[0. Au bout d'une dizaine d'années, cette Compagnie est devenue une des plus florissantes des Etats-Unis ; le chiffre de sa mortalité s'est abaissé, les souscripteurs sont allés sans cesse en augmentant, ainsi que les bénéfices. N'est-ce pas un moyen merveilleux pour les homœopathes de se compter, de s'enrichir et de faire du bien à leurs semblables ?

Voici un extrait du rapport officiel de 1876 :

6.269 Souscripteurs homœopathes | 57 décès | mortalité 0.90 0[0
1.904   —   allopathes | 61 — | —   3.20 0l0

La mortalité homœopathique est donc plus de

trois fois au-dessous de celle des allopathes, parmi les clients de cette Compagnie.

Tous ces faits démontrent de nouveau la supériorité de l'homœopathie sur l'allopathie, au point de vue pratique.

XIII

Miscellanées

Nous discuterons dans ce chapitre quelques questions importantes qui n'ont pas pu trouver place dans nos articles précédents, et qui ne pourraient fournir la matière d'un chapitre spécial.

1º De ce que l'Académie de médecine repousse l'homœopathie, il ne faudrait pas conclure que nous devons nous incliner devant ses arrêts et que notre thérapeutique n'est pas une science pratique.

Nous ne nierons pas l'utilité de cette société, qui possède dans son sein un si grand nombre de savants, mais nous dirons que quelquefois ses jugements, dictés par des sentiments étrangers aux intérêts de la science, sont indignes d'un si haut et si puissant aréopage, et que souvent l'Académie de médecine a soutenu des erreurs qu'une autre génération d'académiciens a dû redresser.

Hahnemann n'a pas été leur seul martyr.

Vésale, dont les travaux en anatomie ont rendu de si grands services, a dû, de son vivant, subir les outrages de certains medecins les plus remarquables.

Hervey, l'auteur d'une des plus belles découvertes, la circulation du saug, a été aussi victime des mêmes haines et des mêmes jalousies des savants de son temps.

La Faculté de Paris, en 1566, demanda et obtint du Parlement un arrêt contre l'emploi des préparations d'antimoine ; or, aujourd'hui les académiciens, comme tous les médecins, emploient tous les jours l'émétique, le kermès minéral et autres sels d'antimoine, contre des maladies graves, telles que la pneumonie, la bronchite, etc.

On voit par ces exemples, dont on pourrait allonger la liste, ce que valent les jugements des savants et des académies, quand ils sont mis au service des passions.

2° On pourrait supposer que dans notre enthousiasme pour l'homœopathie, nous croyons qu'elle peut juguler toutes les maladies et guérir infailliblement dans tous les cas.

Les homœopathes n'ont pas des prétentions aussi exagérées. Nous savons tous que lorsque nous aurons été appelés auprès d'un malade, chez lequel notre examen nous aura fait reconnaître des degrés et des périodes ultimes, des lésions et des destructions irrémédiables, nous serons obligés de déclarer notre impuissance.

Mais nous affirmerons que dans toutes les maladies curables (nous croyons l'avoir prouvé par des arguments puissants et par des statistiques), nous guérirons plus souvent et plus promptement que les partisans de la médecine officielle.

Nous soutiendrons que, même dans les maladies incurables, nous soulagerons les malades aussi bien que nos rivaux, et cela. sans nous servir de ces applications topiques cruelles et barbares, qui augmentent les souffrances du malade sans améliorer sa position.

Nous ne craindrons pas de déclarer que, par suite de nos traitements doux, ne portant aucune atteinte aux forces vives de l'économie, nos malades passeront rapidement de la maladie à la guérison, presque sans convalescence, et qu'ils seront moins exposés aux rechûtes. Par leurs traitements violents et perturbateurs, nos confrères allopathes ne pourront pas obtenir des résultats aussi favorables.

Nous dirons que nos remèdes, n'ayant ni odeur, ni saveur, ont cet avantage d'être pris sans répugnance par les enfants, qui repoussent, la plupart du temps. les drogues nauséabondes de l'allopathie. Le traitement de leurs maladies est de beaucoup simplifié par ce fait ; les mêmes conditions peuvent s'appliquer à tous les malades, mais surtout aux plus délicats.

Nous proclamerons, et cela très haut, parce que c'est une des heureuses conséquences de la thérapeuthique hahnemanniène, que nos traitements sont très peu onéreux. en sorte que les familles peu fortunées, qui sont les plus nombreuses, en retirent un bénéfice notable. Nous l'avons déjà dit, si notre médecine était adoptée dans les hôpitaux, la dépense des malades diminuerait de plus des trois-quarts ; avec le même budget hospitalier, on pourrait en traiter un nombre bien plus considérable. Les établissements de bienfaisance, les sociétés de secours mutuels, etc., pourraient faire leur profit de cette économie.

CONCLUSION

Par tout ce qui précède, nous croyons avoir démontré l'exactitude des propositions que nous avons avancées dans notre introduction, savoir :

L'homœopathie guérit plus souvent que la médecine officielle, parce que ses expérimentations sur l'homme sain lui permettent de choisir plus sûrement le médicament convenable ; elle guérit mieux, parce qu'elle possède des médicaments appropriés à tous les symptômes, et qu'elle peut les détruire successivement l'un après l'autre ; n'imprimant pas à l'économie les secousses et les perturbations violentes des hautes doses, elle guérit plus promptement en diminuant la convalescence ; ses remèdes étant de véritables spécifiques, elle guérit par une voie plus sûre ; enfin, n'employant pas les applications locales douloureuses et les breuvages répugnants de sa rivale, sa médication est plus simple et plus douce, ses remèdes sont acceptés sans hésitation et leur action est toujours inoffensive.

NIMES
IMPRIMERIE CRÉMIER TEYSSIER
13, Avenue Feuchères, 13

1886